I0075481

# DESCRIPTION

## DE DEUX

# FŒTUS MONSTRES,

### DONT

## L'UN ACÉPHALE ET L'AUTRE MONOPODE,

PAR

## C. H. EHRMANN,

Professeur d'anatomie, Docteur ès Sciences
Chevalier de la Légion d'honneur

Avec quatre planches lithographiées.

STRASBOURG,
TYPOGRAPHIE DE Vᵉ BERGER-LEVRAULT, IMPRIMEUR DE L'ACADÉMIE.

1859

# MUSÉE D'ANATOMIE

DE LA

## FACULTÉ DE MÉDECINE DE STRASBOURG.

## DESCRIPTION

DE DEUX

# FŒTUS MONSTRES,

DONT

## L'UN ACÉPHALE ET L'AUTRE MONOPODE.

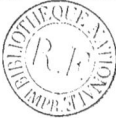

PAR

### C. H. EHRMANN,

Professeur d'anatomie, Directeur du Musée,
Chevalier de la Légion d'honneur.

DÉPÔT LÉGAL
Bas-Rhin
n° 99
1852

*Avec quatre planches lithographiées.*

STRASBOURG,
DE L'IMPRIMERIE DE V.e BERGER-LEVRAULT, IMPRIMEUR DE L'ACADÉMIE.
—
1852.

# FŒTUS ACÉPHALE.

Monstre sans tête, à cavité pectorale incomplète ; absence des extrémités supérieures.

(Musée d'anatomie, n.° 2843ᴬ à 2843ᶜ.)

BIBLIOGRAPHIE. Mappus, *Histor. med. de acephalis; Argentor.*, 1687. — Meckel, *Abhandl. aus der menschl. und vergleich. Anatomie*, Halle, 1806. — Tiedemann, *Anatomie der kopflosen Missgeburten*, Landshut, 1813. — Béclard, Mémoire sur les Acéphales, Bull. de la Fac. de médec. de Paris, 1815 et 1817. — Herholdt, *Beschreibung sechs menschl. Missgeburten*, trad. du danois, Copenhague, 1830. — G. A. Galvagni, *Sopra tre feti umani mostruosi; Atti dell acad. di Catania*, tome VII, année 1833. — Astley Cooper, *The history of an imperf. fœtus*, Lond., 1836. — Isid. G. Saint-Hilaire, Hist. génér. et partic. des anomalies de l'organisation, tom. II, p. 464, Paris, 1832. — Vrolik, *Tabulæ ad illustrandam embryogenesin hominis et mammalium*, fasc. XI, tab. XLIX, fig. 5, Amsterd., 1849.

## CONFORMATION GÉNÉRALE. (Voy. Pl. I.)

Moitié supérieure du corps, très-informe ; moitié inférieure, ayant les dimensions et la structure d'un fœtus à terme très-développé ; peau ridée, tissu cellulaire souscutané, mollasse et infiltré de sérosité.

Point de tête ni de col ; aucun vestige d'extrémités supérieures. La région ombilicale marque à peu près la moitié de la longueur totale du fœtus ; on y trouve l'insertion du cordon ombilical (C), une petite poche herniaire pyriforme (B), à parois minces, transparentes et logeant quelques circonvolutions intestinales. Des appendices cutanés surmontent cette région ; ils sont flasques, ridés et d'une couleur plus foncée que le reste de l'enveloppe cutanée.

Les parties génitales externes sont assez développées et indiquent le sexe féminin.

En palpant la masse entière de ce fœtus, on a distingué à travers les téguments une portion solide formant le tronc ; une colonne vertébrale, un bassin, ainsi que les os des extrémités inférieures ; ces membres abdominaux sont assez bien conformés, à l'exception des pieds, qui de chaque côté ne comptent que quatre orteils.

En incisant la peau dans la direction de la ligne médiane, à partir de la partie antérieure et supérieure de la masse commune jusqu'au niveau du bassin, on a trouvé tout d'abord, que toute la moitié supérieure, remplaçant la tête, n'était formée que par un amas de matière séro-gélatineuse, renfermée dans des mailles de tissu cellulaire très-délié, et que ce tissu était parcouru par un très-grand nombre de vaisseaux sanguins, qui sont venus se terminer dans la peau en s'y ramifiant par des divisions capillaires.

Pénétrant plus profondément, en poursuivant l'incision première vers la région pectorale, on a pu y distinguer une cage osseuse ouverte en avant ; la cavité thoracique était donc circonscrite par des côtes, qui, partant de la colonne vertébrale, venaient aboutir antérieurement et de chaque côté à leurs cartilages correspondants ; mais ceux-ci, réunis en une masse commune, se dirigeaient de bas en haut jusque vers le sommet de la poitrine. L'intérieur de la cavité pectorale était rempli également de substance séro-gélatineuse prenant la place des organes thoraciques manquants ; aussi point de larynx, point de trachée-artère, absence complète du thymus, du cœur, du poumon et de l'œsophage.

La cavité du bas-ventre en communication avec celle du thorax, par suite du manque total de diaphragme, était tapissée par une membrane séreuse très-mince, dont les prolongements se rendaient à une portion du canal digestif, renfermée dans la tumeur herniaire.

De même que la poitrine, l'abdomen s'est trouvé dépourvu de ses principaux organes ; on n'y a rencontré ni foie, ni pancréas, ni estomac, ni rate ; une portion du canal intestinal, réduit à de très-petites dimensions et un mésentère correspondant, garni de ganglions lymphatiques très-apparents, constituait le

*Système digestif abdominal* : ce *canal intestinal rudimentaire*, long de vingt-huit centimètres à peu près, commence dans la petite hernie ombilicale par une extrémité borgne. Lisse et libre dans une étendue de 7 millimètres, il représente la dernière portion de l'iléon se continuant, après avoir décrit deux circonvolutions, avec l'intestin cœcum. Celui-ci est bien conformé et son appendice vermiforme très-développé. A quelques millimètres de ce cœcum, le tube intestinal traverse l'anneau ombilical au-dessus du cordon et pénètre dans la cavité abdominale (voy. Pl. II). Toute la portion intestinale contenue dans la poche herniaire, y est retenue par un prolongement péritonéal formant mésentère.

La partie du tube digestif, logée dans la cavité abdominale, y forme des circonvolutions semblables à celles des intestins grêles dans les fœtus bien conformés; se continuant avec le gros intestin, sa dimension en étendue circulaire ne diffère point de celle de l'iléon renfermé dans la poche ombilicale. Il a aussi son mésentère qui s'étend jusqu'au commencement du rectum. Ce dernier intestin se distingue très-bien du reste du canal digestif par sa plus grande dimension et par un développement considérable de ses fibres musculaires longitudinales. Sa moitié supérieure était remplie de méconium de couleur blanche, de consistance semi-liquide, caractères que cette matière a conservés après un assez long séjour dans l'esprit de vin.

*Système circulatoire.* Le cordon ombilical, conservé dans une longueur de quinze centimètres, est formé de deux artères et d'une veine, cette dernière beaucoup plus développée proportionnellement aux artères. Elle se renfle avant de pénétrer par l'anneau, jusqu'à former une espèce de bouton arrondi (voy. Pl. II). En passant par l'anneau, le cordon entier se trouve adhérent à la petite hernie ombilicale; au delà, les vaisseaux se séparent; la veine dont les parois sont devenues beaucoup plus minces par l'absence des enveloppes du cordon, et après avoir formé un tronc ascendant d'un centimètre et demi de hauteur, se recourbe formant crosse, se porte à gauche de la colonne vertébrale et descend vers la région inférieure du tronc pour s'y diviser en deux branches. Cette disposition de la veine ombilicale, après son entrée dans le bas-ventre du fœtus, nous fournit l'exemple de la transformation de ce vaisseau en véritable artère aorte; en effet, de la convexité de sa courbure s'élève un tronc artériel considérable qui se divise, après un trajet de 7 millimètres, en deux vaisseaux secondaires à branches et rameaux multiples, destinés à la moitié supérieure du corps de ce fœtus monstrueux (voy. Pl. II).

De la continuation du tronc principal, formant aorte descendante, naissent deux branches assez marquées; artères mésentériques, supérieure et inférieure, puis deux rénales d'un moindre calibre. La division du tronc principal vers la région sacrée ne présente rien de particulier; elle est en tout conforme à celle des artères iliaques, primitives, externes et internes d'un fœtus bien conformé.—Les artères ombilicales, assez développées, se dégagent de l'iliaque interne pour aller se placer sur les côtés de la vessie et gagner l'anneau ombilical en se joignant à leur veine correspondante.

La direction de ces trois vaisseaux ombilicaux, dans l'épaisseur du cordon, est rectiligne et non point contournée en spirale comme d'ordinaire, seulement les parois des artères sont beaucoup plus épaisses que celles de la veine et de toutes ses ramifications *devenues artérielles.*

*Système nerveux.* Absence complète du cerveau, du cervelet, de la moelle allongée et de la portion cervicale de la moelle épinière. Le cordon rachidien commence par une extrémité mousse au niveau de la première vertèbre dorsale, et se termine dans la *région lombaire* en formant la queue de cheval. Les nerfs dorsaux, lombaires et sacrés partant de la moelle, affectent tous une distribution normale. Je n'ai pu déterminer qu'incomplétement la présence du nerf grand sympathique et sa communication avec les nerfs rachidiens. Le canal vertébral est fermé par en haut à l'aide d'un tissu fibreux confondu avec celui qui fixe le *sternum rudimentaire* au corps de la première vertèbre dorsale. Les membranes d'enveloppe de la moelle épinière sont du reste toutes dans leur état régulier et normal.

*Système génito-urinaire.* L'appareil urinaire et génital est le seul parmi les appareils organiques qui se trouve à l'état d'intégrité. En effet, deux reins surmontés de capsules surrénales très-développées, reçoivent chacun des vaisseaux sanguins très-considérables; les uretères en partent pour se rendre à la vessie; celle-ci est très-petite, allongée, à parois épaisses, de la longueur de 27 millimètres, se terminant en pointe à l'ombilic (ouraque). Les organes génitaux n'offrent rien de remarquable. Le fœtus, du sexe féminin, possédait une matrice avec ses dépendances, les ovaires sont assez développés, ainsi que les trompes utérines; il est à remarquer que le col de la matrice est très-distinct du corps de l'organe, un rétrécissement marqué désigne l'endroit du passage de l'un à l'autre. Les organes génitaux externes sont dans leur état naturel (voy. Pl. II).

*Système osseux.* Le squelette extrait de la masse gélatineuse et séparé des parties charnues qui l'enveloppaient dans sa moitié inférieure, offre les particularités suivantes : point de tête ni de vertèbres cervicales. La colonne rachidienne commence par une extrémité mousse et se compose de douze vertèbres dorsales et de cinq lombaires. Tous ces os sont dans un état de développement parfait et sont réunis entre eux par un appareil ligamenteux normal. Les côtes sont au nombre de onze : la première manque; les deux dernières sont flottantes; toutes les autres, à partir de la seconde jusqu'à la huitième, s'étendent depuis leur insertion à la colonne vertébrale jusque vers la partie antérieure du thorax, où elles se continuent avec leurs cartilages correspondants; mais ces derniers, au lieu de se rendre à un sternum commun, se recourbent de bas en haut, s'unissent entre eux et se rapprochent tellement, qu'il en résulte deux plans cartilagineux entièrement séparés et sans interposition de sternum. En écartant ces plans l'un de l'autre, on entr'ouvre une cavité pectorale privée de son contenu ordinaire, mais remplie d'une masse gélatineuse parcourue par beaucoup de vaisseaux sanguins de petit calibre (voy. Pl. II). Il n'existe du sternum que la première pièce qui est assez informe, quadrilatère; une crête médiane antérieure sert à la fixer par son bord supérieur, au moyen d'un tissu fibreux, à l'origine de la colonne vertébrale et par son bord inférieur, aux cartilages costaux recourbés. Deux vaisseaux, d'un très-gros calibre, provenant de la division du tronc aortique, passent, l'un entre la 3.ᵉ et la 4.ᵉ côte, près de leur insertion à la colonne vertébrale, l'autre entre la 5.ᵉ et la 6.ᵉ côte, pour arriver vers la partie postérieure du tronc. Là, ils se distribuent aux parties molles par de nombreuses ramifications.

Les os de l'épaule, ainsi que ceux des membres thoraciques, manquent complétement des deux côtés. Le reste du squelette est à l'état normal, ses dimensions sont celles d'un fœtus à terme, mais de petite taille. Le bassin est bien conformé, ainsi que les os des extrémités inférieures; les pieds seuls sont le siége d'une légère difformité, en ce que les deux derniers os métatarsiens de chacun d'eux sont confondus en un seul, de même que leurs phalanges correspondantes, de sorte qu'il n'existe que quatre orteils au lieu de cinq.

### REMARQUES.

L'acéphale, dont je viens de donner la description, appartient à la 4.ᵉ classe de monstruosités établie par TIEDEMANN, savoir : monstre sans tête et sans extrémités supérieures, consistant en une cavité pectorale incomplète, un abdomen et des extrémités inférieures. ISID. G. SAINT-HILAIRE le range parmi les monstres acéphaliens, genre II, Péracéphale.[1]

L'exemple le plus anciennement connu et en même temps le plus remarquable de ce genre, est un acéphalien décrit en 1720 par VOGLI (*Fluidi nervei historia. Bononiæ*, p. 38). Ce fœtus naquit à Bologne : il était du sexe féminin, et lors de sa naissance, dit l'auteur, il exécuta quelques mouvements. La mère avait donné en même temps le jour à un autre fœtus vivant et bien conformé. Chacun d'entre eux avait son cordon ombilical, mais le placenta leur était commun. Ce monstre ne manquait pas seulement de tête, mais encore de bras; il n'avait de plus ni cœur, ni poumons, ni diaphragme, ni foie, etc. La moelle épinière était très-volumineuse, et les pieds, quoique très-développés, ne comptaient que trois orteils. MAPPUS a décrit à peu près à la même époque un acéphale semblable : c'était un fœtus mâle, mais ayant les deux bras; il est né avec un jumeau mort, mais bien conformé. Le père de l'acéphale n'a point permis qu'on porte sur lui l'instrument tranchant pour l'examiner.

Quand le savant tératologiste, ISID. G. SAINT-HILAIRE, publia son remarquable ouvrage sur les anomalies de l'organisation, il porte à cinquante environ les cas de péracéphales connus jusqu'à cette époque. Ce groupe générique de monstruosités est donc assez étendu et l'examen anatomique qu'on en a fait depuis, a donné lieu à des considérations dignes d'intérêt. On a vérifié que dans ce genre se trouvaient des exemples de toutes les variétés de la péracéphalie. Celui qui fait le sujet de cette observation offre beaucoup d'analogie avec ceux qui ont été décrits, et surtout avec celui représenté par VROLIK (fig. V, pl. 49, fasc. XI).

C'est dans ce genre que l'on trouve le nombre le plus restreint de difformités chez les animaux.

Les tératologistes sont généralement d'accord aujourd'hui que c'est à des arrêts de développement qu'il faut attribuer la formation de ces anomalies de l'organisation ; mais que ces

---

1. Ἀκέφαλος, sans tête; πέρα, au-delà.

arrêts doivent dater nécessairement de la première époque de l'évolution du germe. Or, le germe peut avoir été originairement difforme déjà, ainsi que le prouve l'hérédité constatée pour diverses monstruosités; ou bien des violences, des secousses exercées sur la mère au commencement de la gestation ou pendant la conception même, ont pu imprimer à l'œuf des commotions capables d'en altérer ou d'en modifier la structure délicate. C'est parmi ces causes que l'on peut ranger entre autres les vives affections de l'âme, la frayeur, l'imagination exaltée de la mère pendant les premiers termes de la grossesse; bon nombre d'observations parvenues à ma connaissance ne me permettent plus de rejeter ces dernières influences; l'ébranlement qu'a pu subir le système nerveux de la mère peut bien se transmettre, se communiquer à la masse embryonnaire et déterminer un trouble, capable d'enrayer, de modifier ou d'empêcher le développement normal d'une de ses parties constitutives. On a observé même chez des animaux, les influences des impressions sensoriales de la mère aux petits (voy. FRIEDERICH, *Naturhistor. u. med. Fragmente. Nürnberg*, 1848, 1ster Theil, p. 58—40).

Le célèbre physiologiste de Heidelberg, TIEDEMANN, d'accord avec MECKEL, quant à l'intervention des arrêts de développement (*Hemmungsbildungen*) lors de la formation des monstruosités, croit pouvoir admettre comme causes prochaines de ces anomalies, le manque d'évolution de l'appareil vasculaire, et trouve dans le défaut ou dans l'absence du système artériel la raison du non-développement des organes auxquels ces vaisseaux doivent se rendre. Cette opinion se fonde sur une espèce de filiation admise pour le développement de l'organisme fœtal, filiation en vertu de laquelle, des organes non visibles encore dans les premières périodes de leur existence, apparaissent peu à peu et s'accroissent; c'est à la suite de transformations successives alors, que ces organes finissent par contracter la forme que nous admirons dans le fœtus parfait; lors donc que par une des causes énoncées plus haut, l'activité vitale qui préside à l'évolution, se trouve *en moins* chez l'embryon, il est tout naturel que l'appareil vasculaire doive participer à cette même condition et qu'il en résultera des anomalies, des monstruosités, des *arrêts de développement* dans tel ou tel organe, ou même dans tel appareil organique tout entier.

ISID. G. SAINT-HILAIRE, sans indiquer précisément le rôle que le physiologiste de Heidelberg assigne au système vasculaire, est également d'avis que presque toutes les anomalies qui caractérisent les acéphaliens, soit celles qui résultent de l'absence d'un grand nombre de parties, soit celles qui consistent dans leur état d'imperfection seulement, sont explicables par des *arrêts de formation* ou de développement, car elles réalisent souvent des *conditions normales* propres aux premiers âges de la vie embryonnaire. Il y a plus, dit ce naturaliste philosophe, les conditions primitives de l'organisation chez l'embryon humain sont aussi celles des êtres des degrés inférieurs de l'échelle animale; et partant de là, il trouve l'explication toute naturelle de cette similitude remarquable existant entre les modifications des acéphaliens et l'organisation des classes inférieures; aussi ces êtres, en raison de l'état imparfait de leur développement, sont-ils incapables de prolonger au delà de leur naissance, une vie qui, dans l'utérus même, ne peut être que très-incomplète.

C'est par l'esprit éminemment philosophique que G. SAINT-HILAIRE a su mettre dans l'appréciation du grand nombre de faits venus à sa connaissance, que ce savant a renoncé à propos de l'histoire des acéphaliens, à l'idée d'après laquelle on les considérait comme de simples variétés dans l'organisation et principalement dans la conformation des organes les plus importants et les plus essentiels à la vie, et qu'il les assimile à des organismes placés sur les derniers degrés de l'échelle animale.

„Cessons," dit-il, „de vouloir trouver le type humain dans les fœtus acéphaliens, vraiment étrangers à l'espèce humaine, si ce n'est par leur naissance; soumettons leur étude aux mêmes principes qui régissent celle des animaux inférieurs et dès lors toute difficulté disparaît. Qui ne sait qu'en parcourant la série animale, on ne voit le même organe tour à tour de la plus haute importance et d'une valeur presque nulle, tour à tour dominateur et dominé? Qui ne sait que les lois de la subordination des caractères embrassent la série animale tout entière, mais que chaque classe a ses rapports divers de subordination, aussi bien que ses conditions spéciales d'harmonie avec les circonstances extérieures " (tom. II, p. 496).

# FOETUS ACÉPHALE.
## Face antérieure.

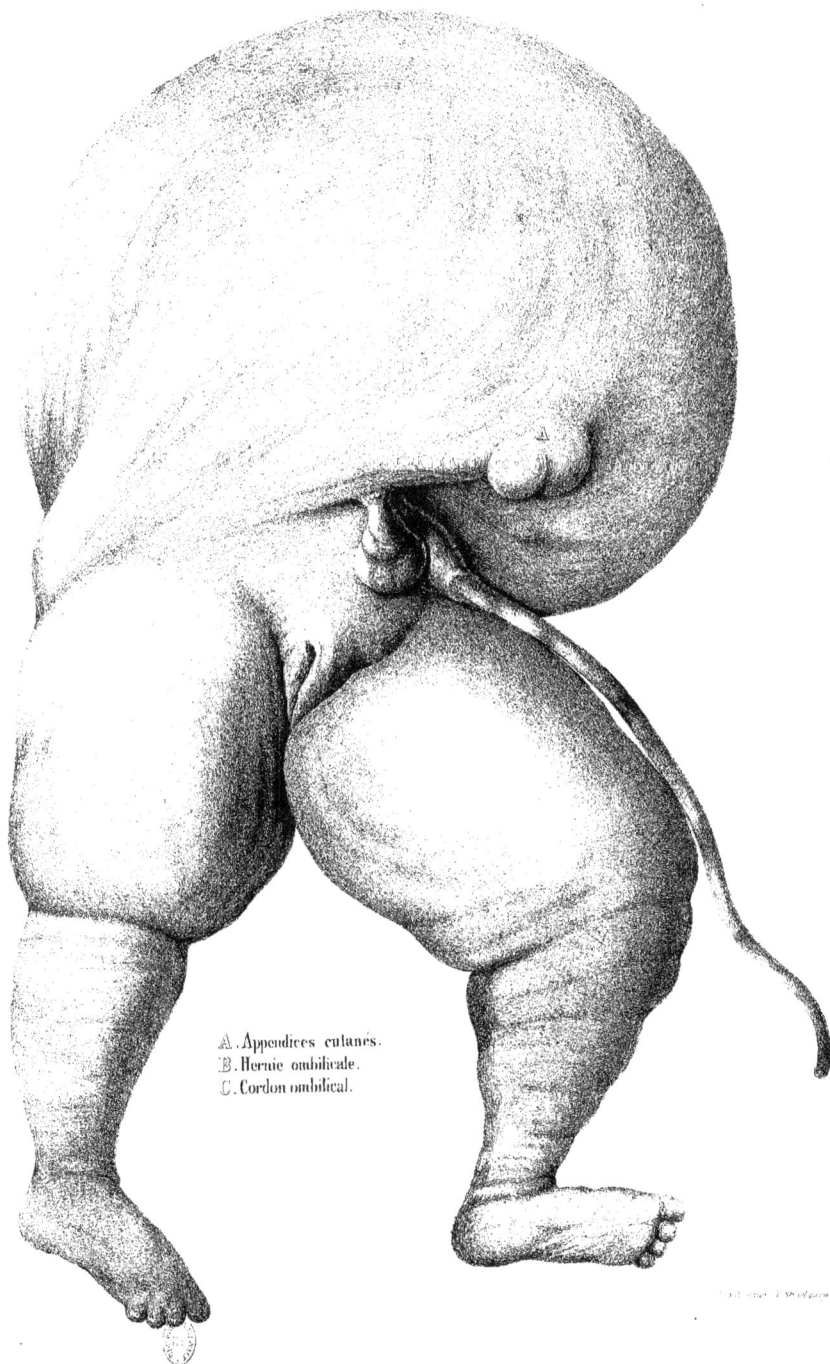

A . Appendices cutanés.
B . Hernie ombilicale.
C . Cordon ombilical.

La pièce est déposée au Musée d'Anatomie
sous le N? 2845ᵇ

Pl. II.

# DÉTAILS ANATOMIQUES
### du fœtus Acéphale.

**SQUELETTE**

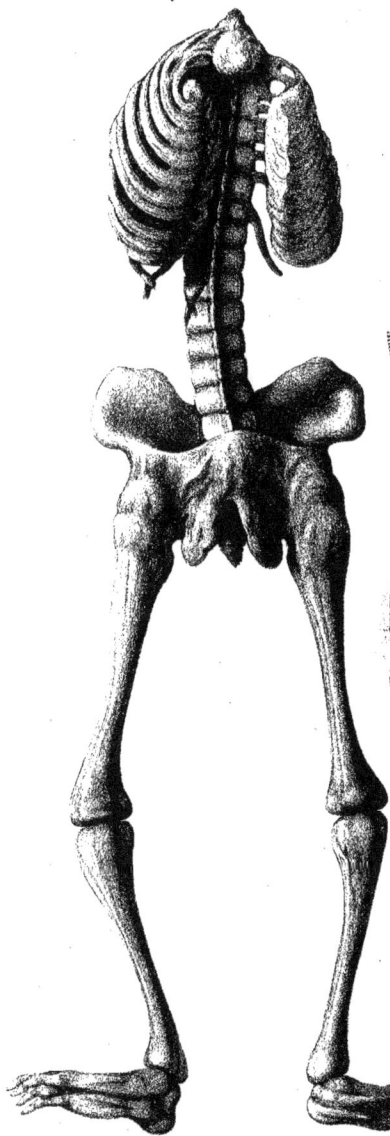

**ORGANES DIGESTIFS**
### et Appareil de la Circulation.

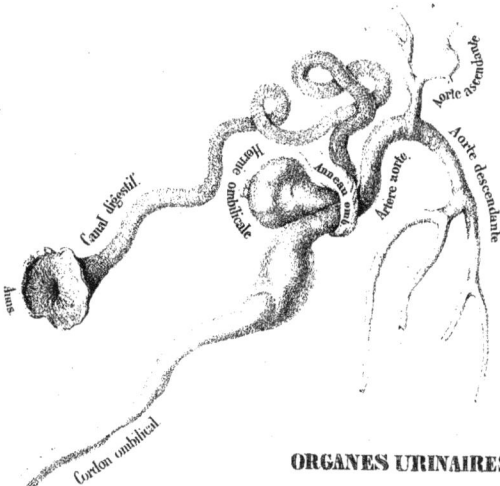

*Aorte ascendante*

*Aorte aorte*

*Aorte descendante*

*Canal digestif*

*Hernie ombilicale*

*Anus*

*Anus ombilical*

*Cordon ombilical*

**ORGANES URINAIRES.**

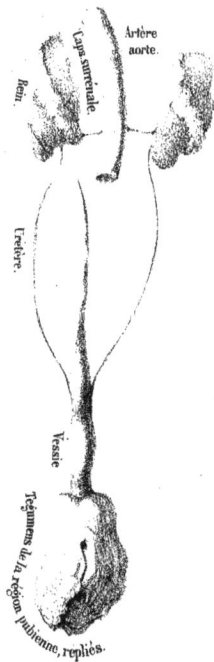

*Art. aorte.*

*Artère aorte.*

*Caps. surrénale.*

*Rein.*

*Art. spermatique*

*Uretère.*

**ORGANES GÉNITAUX.**

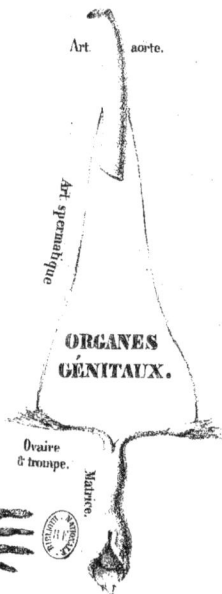

*Vessie*

*Ovaire & trompe.*

*Matrice.*

*Tégumens de la région pubienne, repliés.*

Les pièces sont déposées au Musée d'Anatomie
sous les Nᵒˢ 2843ᵃ. 2843ᶜ. 2843ᵈ. 2843ᵉ.

Lith. d'E.Simon à Strasbourg

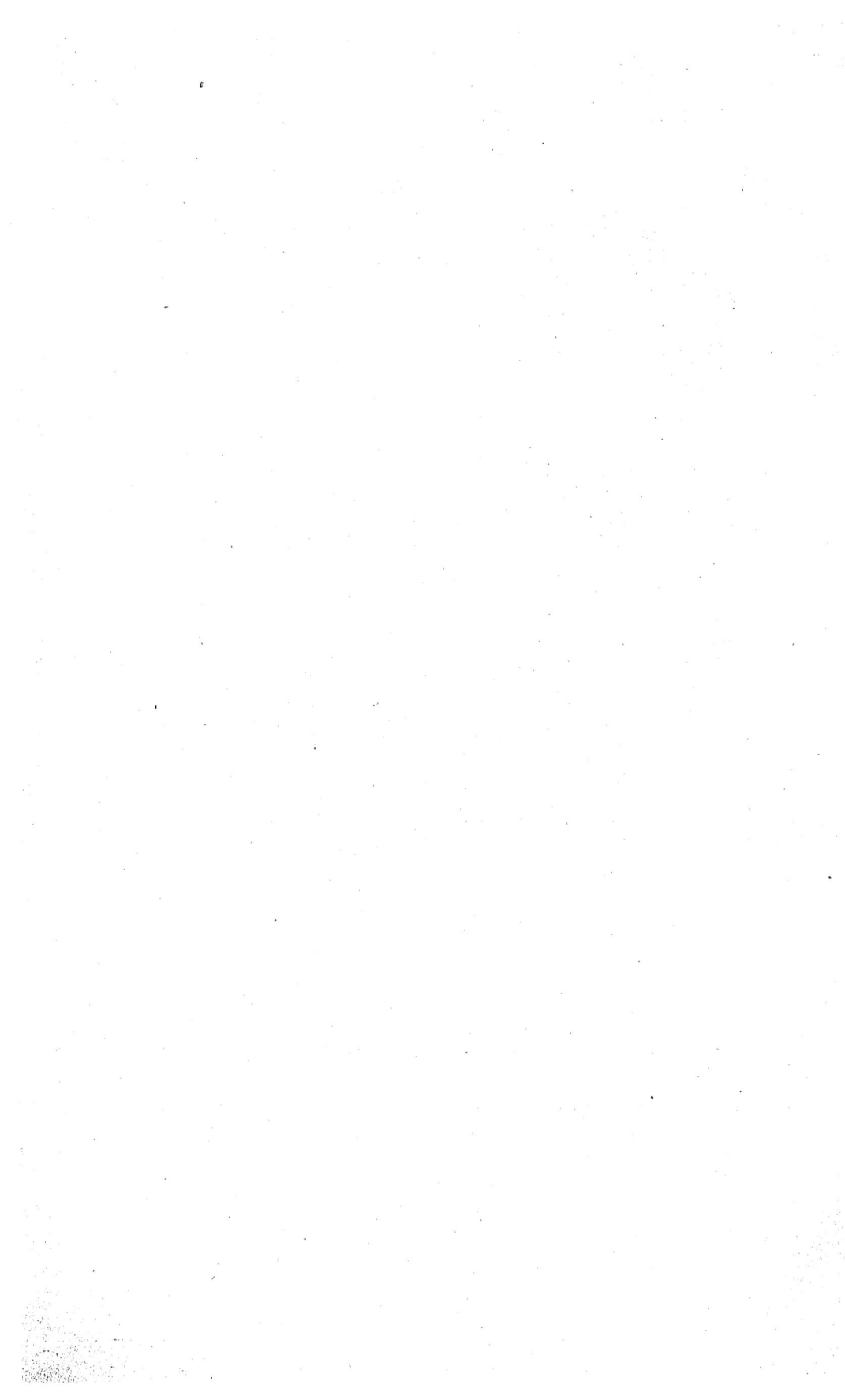

# FŒTUS MONOPODE.

Monstre siréniforme ; les deux membres abdominaux réunis, terminés par un pied double, le talon dirigé en avant.

(Musée d'anatomie, n.os 2865ᵃ, 2865ᵇ, 2865ᶜ.)

BIBLIOGRAPHIE. Abr. Kaav Bœrhaave, *Historia anatomica infantis monstros.*, Petrop., 1754, in-4.⁰ — Rossi, *Diss. inaugur. sistens fœtus monstrosi Holmiæ nati*, Iena, 1800. — Isenflamm *in* Rosenmüller, *Beiträge für die Zergliederungskunst*, Leipzig, 1800. — Otto, *Monstr. human. sex.*, Francof., 1811. — Blumenbach, *De anomalis et vitiosis quibusdam nisi formativi aberrationibus*, Götting., 1813. — Sachse, *Diss. inaug. sistens descript. monstr.*, Leipzig, 1803. — Ribke, *Sammlung anat. Præparate*, Berlin, 1819. — Vildieu, *Bibl. méd.*, année 1819. — Dieckerkopf, *De monopodia*, diss. inaugur., Halæ, 1819. — J. F. Meckel, *Ueber die Verschmelzungsbildungen*, Arch. für Anat. u. Phys., 1826. — Sachero, *Descriz. d'un neonato mostr.*, Ann. univ. de méd. — Cruveilhier, Note sur un cas de Monopodie, Journ. des progrès méd. et anat. path. — Majer, *Diss. inaug. de fœtu hum. monopodio*, Tubing., 1827. — Behn, *De monopodibus*, Berl., 1827. — Köhler, *Diss. inaug. sistens descript. monst. hum. monopod.*, Ienæ, 1831. — Levy, *De Sympodia*, Comment. Havniæ, 1833. — Isidore G. Saint-Hilaire, Hist. des anomalies, 1836. — Naudin, Journ. génér. de méd., tom. 55. — Otto, *Monstror. sexcent. descr. anat.*, Vratisl., 1841. — Hüesker, *De vitiis syngeneticis*, Diss. inaug., Gryphiæ, 1841. — Bischoff, *Entwicklungsgeschichte, mit Berücksichtigung der Missbildungen, in* Wagner's *Handwörterbuch der Physiologie*, Braunschweig, 1843. — Vogel, *Pathol. Anat. des menschl. Körp.*, Leipzig, 1845. — Langsdorf, C. G., *Diss. inaug. med. de sympodia*, Heidelberg, 1846.

Ce fœtus monopode, que je dois à la complaisance de M. le docteur Ancelon, médecin à Dieuze, département de la Meurthe, est né de parents dont l'existence offrait déjà quelques singularités. Le père de ce produit monstrueux était fils d'un boucher et d'une mère folle depuis plus de trente ans. Ce malheureux jeune homme, âgé de vingt-deux ans environ, avait présenté, pendant la grossesse de la fille avec laquelle il vivait en concubinage, des signes non équivoques d'aliénation mentale, qui en effet se termina par un suicide par suspension, quelques semaines avant l'accouchement de sa maîtresse. Celle-ci, fille d'un pêcheur, grande, forte et bien constituée, âgée de dix-neuf ans, avait caché sa grossesse jusqu'au dernier moment. Le travail de l'accouchement était lent comme chez toutes les primipares, mais du reste, naturel ; l'enfant a respiré pendant un quart d'heure après sa naissance, puis il s'éteignit. Cette jeune femme, mariée plus tard pendant cinq ans, n'a plus eu d'autres enfants.

## CONFORMATION GÉNÉRALE (voy. Pl. I).

Ce fœtus, par le développement que présentaient toutes les parties de son corps, m'a semblé être né à terme. La tête cependant, de moindre dimension que d'ordinaire chez les nouveaunés, ainsi que le tronc et les membres, n'ont point leur relief naturel, la pièce ayant été conservée, avant que je l'eusse reçue, dans un liquide qui en avait racorni plus ou moins la peau et les parties molles sousjacentes.

Peu de cheveux garnissaient la tête ; les paupières, les yeux, les narines, la bouche et le pavillon de l'oreille n'offrent rien de particulier. La partie supérieure du tronc est dans un état parfaitement normal ; la moitié inférieure va en diminuant de volume jusqu'à la région pelvienne, et celle-ci fait une saillie assez considérable en arrière. L'implantation du cordon ombilical a lieu très-bas; les extrémités supérieures sont bien conformées.

À partir de la région du bassin, les deux membres inférieurs ne forment plus qu'une seule masse allongée de haut en bas et à la conformation de laquelle on reconnaît très-bien les subdivisions d'une extrémité pelvienne (voy. Pl. I).

Légèrement aplatie d'avant en arrière dans toute l'étendue de sa longueur, cette masse se termine par un seul pied, dont la dimension indique qu'il est double; son talon, au lieu d'être dirigé en arrière, est tourné en avant. Les deux pieds ainsi réunis, formant angle droit avec la jambe, mais dirigés en arrière, se terminent par huit doigts séparés, disposés de manière à ce que les gros orteils se trouvent placés tous les deux en dehors. Un repli rougeâtre de la peau garnit le point central de la face antérieure de ces deux extrémités réunies depuis leur partie supérieure. C'est ce repli qui indique la place que devaient occuper les organes génitaux externes dont l'absence est complète (voy. Pl. I). Il n'existe pas non plus de traces d'un orifice anal, et l'examen des parties génitales renfermées dans l'intérieur de l'abdomen a seul permis de déterminer le sexe féminin du fœtus.

## CONFORMATION INTERNE.

Les difformités qui se rattachent à ce fœtus monstrueux et qui appartiennent aux organes situés profondément, peuvent se réduire aux vices de conformation de la moitié inférieure du *squelette* et à la structure anormale du *canal intestinal* dans ses rapports avec le système *génito-urinaire*.

*Squelette.* Aucune particularité ni dans la structure osseuse de la tête, ni dans celle de la poitrine; la colonne vertébrale seule, le bassin et les extrémités inférieures offrent les altérations suivantes : les vertèbres lombaires, très-développées, forment en arrière avec toute la longueur du sacrum, une courbe dirigée de droite à gauche et se terminant par une pointe très-aiguë. Ce sacrum n'est point enchâssé entre les deux os iliaques, mais paraît comme expulsé de son domicile naturel pour former une saillie considérable à la surface postérieure de la moitié gauche du bassin; du corps des deux dernières vertèbres lombaires partent des prolongements osséo-cartilagineux qui fixent ces vertèbres à la surface antérieure des os iliaques.

Les parties dont se compose le *bassin* sont singulièrement conformées; les deux os des îles, vus par leur surface supérieure, sont très-aplatis, presque horizontaux; la crête décrit, du côté gauche, une ligne courbe en quart de cercle et rejoint en arrière le prolongement osséo-cartilagineux des deux dernières vertèbres lombaires; du côté droit elle se continue en décrivant des ondulations, avec la crête de l'os du côté opposé.

La surface abdominale de ce bassin, ainsi aplati par suite de la structure irrégulière des deux os des hanches, n'offre pour toute ouverture supérieure qu'une fente allongée d'avant en arrière, rétrécie même à sa partie moyenne (voy. Pl. II, face antér.). Cette forme anormale est la conséquence du rapprochement, en dedans, des deux régions cotyloïdiennes; il en est résulté d'abord que l'excavation pelvienne est réduite presque à rien dans les trois quarts postérieurs de son étendue; que le quart antérieur de cette cavité a pour parois, la branche horizontale des deux os pubis et la surface postérieure des deux trous ovalaires, dirigés l'un à droite, l'autre à gauche, au lieu de l'être en avant.

La région moyenne de l'appareil cotyloïdien, se touchant presque par sa surface interne et faisant disparaître ainsi la cavité pelvienne, offre cependant en arrière, vers la partie où devrait se trouver le sacrum, une petite ouverture arrondie par laquelle passaient quelques prolongements fibreux pour s'unir au tissu cellulaire et à la peau de la région postérieure et inférieure du bassin. Cette petite ouverture centrale remplace évidemment les échancrures sciatiques, qui, par la réunion et le rapprochement des deux os des îles, sont ainsi réduites à un petit canal osseux. La portion antérieure du bassin, formée par les os pubis, offre une saillie considérable; les deux branches horizontales se dirigent, comme il a été déjà dit, d'arrière en avant, et les branches descendantes forment une ligne convexe en avant jusqu'à leur rencontre avec les branches ascendantes de l'ischion. Comprimés latéralement et très-rapprochés par conséquent à leur surface interne, ces os circonscrivent un espace très-limité, constituant pour ainsi dire le petit bassin, rempli de tissu cellulaire graisseux. Cette cavité rétrécie, dont l'ouverture supérieure est ovalaire, se termine inférieurement par un orifice arrondi, dirigé en arrière et remplaçant l'ouverture périnéale du pelvis.

Vu par sa surface postérieure (voy. Pl. II, face postér.), le bassin, dans sa moitié supérieure, ne se compose que d'une seule pièce provenant de la réunion complète des deux os des îles ; cette réunion, signalée par une ligne médiane assez saillante, s'étend en bas jusqu'au pertuis qui remplace l'échancrure sciatique, et par en haut jusqu'aux épines postérieures et supérieures des os innominés réunis ; c'est là et surtout vers le côté gauche, que le sacrum dévié de sa position normale, forme une saillie très-considérable et appuie par la presque-totalité de la longueur de son bord droit, sur l'échancrure provenant de la réunion des crêtes iliaques. Les régions cotyloïdiennes, vues par derrière et par en bas, ferment par leur juxtaposition (ou plutôt leur fusion) le bassin en arrière, depuis le petit orifice sciatique jusqu'à l'espace résultant de l'écartement qui sépare les tubérosités sciatiques.

Par suite de cette conformation vicieuse du bassin, les cavités cotyloïdiennes, toutes deux très-superficielles, sont dirigées ou regardent tout à fait en dehors, et la tête du fémur, extrêmement mobile, retenu par un ligament capsulaire mince et allongé, ne trouvant pas un espace suffisant dans sa cavité correspondante, repose en partie sur le bourrelet cotyloïdien et en partie sur la région inférieure de la fosse iliaque externe ; une surface triangulaire (voy. Pl. II, côté gauche dépouillé des parties molles), formant une légère excavation, indique en cet endroit la dépression et l'usure de l'os par la présence et le frottement de la tête du fémur.

Le ligament capsulaire aminci, fixé à tout le pourtour de la cavité cotyloïde et en même temps très-allongé, recouvre la totalité de la tête fémorale, sortie de sa cavité et luxée de manière à ne plus correspondre avec le fond de l'acétabulum. Ce dernier est même très-superficiel et ne formait, tant que le pont fibreux qui passe sur son échancrure inférieure était encore en place, qu'une surface triangulaire légèrement excavée, remplie de tissu cellulaire graisseux. La nouvelle place qu'occupait la tête du fémur était signalée par une dépression du bourrelet fibrocartilagineux de la cavité cotyloïde.

L'insertion du ligament grêle du fémur ne se faisait pas au fond de l'acétabulum, mais bien vers le rebord de la cavité où il se continuait, recouvert de la membrane synoviale, avec la surface interne de la capsule fibreuse. La tête de l'os offre à l'égard de l'implantation de ce cordon ligamenteux la même disposition, c'est-à-dire que ce cordon paraît comme aplati, recouvrant en grande partie le cartilage d'incrustation, et se continuant par adhérence avec la membrane synoviale jusqu'aux limites du col de l'os pour s'unir avec la capsule de l'articulation. Cet état de choses a été naturellement produit par l'allongement et la traction continuelle qu'exerçait la tête du fémur sur le lien qui la fixe contre la cavité cotyloïde.

Cette structure de l'acétabulum et de son appareil fibro-cartilagineux était la même des deux côtés. Tout le domaine articulaire était recouvert par les muscles fessiers ; le plus petit de ces muscles a été refoulé en haut et a, par son aplatissement, ajouté une couche fibreuse épaisse à la capsule de la jointure.

La tête des deux fémurs n'était pas non plus dans des conditions normales ; supportée par un col extrêmement court et n'offrant presque pas d'obliquité, cette éminence articulaire est aplatie, au lieu d'être sphérique, et son niveau ne dépasse point celui du grand trochanter ; les deux saillies osseuses ne forment qu'une seule et même épiphyse et le ligament grêle de la tête est couché, aplati et adhérent le long du côté interne de la nouvelle surface articulaire ; du reste la cavité trochantérique est parfaitement marquée, et l'espace situé entre le grand et le petit trochanter est creusé en gouttière profonde pour le passage des tendons réunis des muscles psoas et iliaque.

Par suite de la déviation singulière du bassin que je viens de décrire, et en raison du déplacement des deux fémurs, les extrémités inférieures ont subi un mouvement de torsion dans toute l'étendue de leur longueur ; cette torsion, s'étant opérée dans le sens de l'axe du membre, a entraîné naturellement le pied de manière à ce que son bord externe est devenu interne, et que les deux pieds se trouvent réunis sur un plan commun depuis la région calcanéenne jusqu'aux orteils ; il est résulté de cette position vicieuse, qu'au lieu d'être dirigés en avant, les pieds sont portés en arrière. Le rapport entre les deux os de la jambe a également changé ; le tibia est placé à l'extérieur et le péroné à l'intérieur. La cavité articulaire, formée par l'extrémité inférieure des deux os de la jambe, embrasse chacune leur astragale correspondant, et ces deux os s'appliquent à leur tour sur une facette latérale des deux calcanéum réunis en une seule pièce. Le corps de ce dernier os est dirigé en avant ; son extrémité libre reçoit l'insertion des deux tendons d'Achille ; il forme avec les portions apophysaires et articulaires la plus grande masse de la plante des pieds, en s'articulant postérieurement avec les deux cuboïdes également réunis. Le reste de l'appareil tarsien, métatarsien et des orteils ne présente rien d'irrégulier ; l'enveloppe cutanée générale embrasse sans interruption la masse latérale des deux pieds et les orteils sont séparés régulièrement les uns des autres.

*Système musculaire.* Je n'ai point fait de dissection spéciale de l'appareil musculaire. Les modifications qu'on observe d'ordinaire dans ces organes sont nécessairement liées à celles du système osseux ; tout comme les os, les uns de ces muscles sont réunis à leurs congénères sur la ligne médiane, les autres sont séparés, mais tous modifiés plus ou moins dans leur position ; ceux de la cuisse ont fait une demi-rotation, ceux de la jambe et du pied une rotation complète autour de l'axe commun.

*Système digestif.* Rien d'anormal ne s'est présenté dans cet appareil, ni dans ses parties essentielles, ni dans ses organes accessoires, seulement l'extrémité inférieure du gros intestin a offert la singulière modification que l'on rencontre presque constamment dans les fœtus monopodes, à savoir : que la dernière portion de ce viscère, après une dilatation très-marquée (voy. Pl. II), se termine très-brusquement par un rétrécissement fibreux formant un rectum imperforé ; cet intestin était distendu par une grande quantité de matière pulpeuse blanchâtre, bien différente du méconium ordinaire ; son extrémité rectale, sans ouverture terminale apparente, aboutit à une masse charnue triangulaire, qui n'est autre chose qu'une matrice difforme ; conformation qui coïncide, comme on le voit, avec l'absence d'ouverture anale.

*Système génital.* En explorant les parties que je viens d'indiquer, comme liées à l'extrémité inférieure du canal digestif, on a pu distinguer les limites de l'intestin et celles de l'organe utérin. La matrice, formée de parois très-épaisses, logée dans la région hypogastrique, est recouverte dans les trois quarts de son étendue par la séreuse abdominale. La masse triangulaire qu'elle représente et dont la base correspond à sa partie inférieure, se prolonge des deux côtés et se termine en s'arrondissant par deux trompes unies au moyen du ligament large à des ovaires correspondants bien développés (voy. pl. II). On remarque à l'origine de ces prolongements et de chaque côté, un ligament rond. Une rainure assez profonde étreint la partie inférieure de cette matrice triangulaire, et des pressions exercées sur elle démontrent la présence d'une cavité assez étendue, renfermant une matière molle.

Fermé de toute part, cet utérus semble n'avoir de communication avec aucun organe environnant ; un appendice, sous forme d'un cordon fibreux part de son bord inférieur, passe sous l'arcade pubienne et vient se confondre avec le tissu cellulaire sous-cutané du périné, sans que la peau présente dans cette région la moindre ouverture.

En incisant cette matrice, j'ai trouvé sa surface interne plissée, comme divisée en deux cavités inégales, séparées l'une de l'autre, par une cloison médiane incomplète. L'intérieur de cette cavité renfermait une substance pulpeuse blanchâtre, analogue à celle contenue dans l'intestin rectum qui en était distendu. La présence de cette matière m'a fait soupçonner une communication entre l'extrémité borgne du gros intestin et la cavité utérine. Recherchant avec soin ce qui pouvait en être, j'ai découvert en effet un petit pertuis, admettant seulement une soie de porc, placé au centre du rétrécissement rectal assis sur le bord supérieur de la matrice. Ce même pertuis, après avoir établi la communication de l'intestin avec la cavité utérine, se continue aussi à travers le cordon fibreux, parti du bord inférieur de la matrice, mais sans s'ouvrir au dehors (voy. Pl. II).

Le *système urinaire* manque totalement chez ce fœtus, du moins je n'ai rien trouvé qui ressemblât à cet appareil; ce défaut me semble correspondre à la difformité de la cavité pelvienne qui, tellement rétrécie par le rapprochement des os du bassin, ne pouvait loger que l'extrémité du cordon fibreux qui termine inférieurement l'utérus; aussi l'intestin rectum, ainsi que la matrice et ses dépendances, étaient-ils placés dans la cavité abdominale et reposaient-ils simplement sur la surface large formée par les deux os iliaques réunis.

## REMARQUES.

Le fœtus monopode, *siréniforme,* que je viens de décrire me semble être plus parfait, s'il m'est permis de m'exprimer ainsi, que ceux dont l'histoire se trouve consignée dans les différents ouvrages dont j'ai donné la nomenclature. D'abord, arrivé au terme de son développement intra-utérin, sa naissance a confirmé l'assertion de G. Saint-Hilaire, d'après laquelle tous les monstres de cette famille (*Symèles*) sont ceux qui s'éloignent le moins du type normal, la réunion des deux membres inférieurs se montrant sous la forme la plus simple. Le peu de temps que ce fœtus a vécu, a suffi pour démontrer la possibilité de la fonction respiratoire il est vrai, mais l'absence des ouvertures naturelles et notamment de l'orifice anal, devait indiquer qu'à l'anomalie de la structure du bassin et des extrémités inférieures correspondrait une aberration plus ou moins grande des organes logés dans la cavité pelvienne. Les cas mentionnés par Otto (*Sexcentor. monstror. descript.,* p. 153) et par d'autres, sont loin d'offrir, quant à la conformation du squelette, les mêmes particularités que celles observées sur le nôtre, quoique l'on y signale aussi le rétrécissement et l'oblitération de l'intestin rectum, l'absence incomplète ou totale, tantôt du système urinaire, tantôt de l'appareil génital. Les deux monopodes décrits par Kaav Boerhaave, diffèrent également de celui que nous avons examiné, par la structure de leurs articulations iléo-fémorales.

On distingue donc communément dans la monopodie ou sirénie, la fusion des deux membres inférieurs et l'inversion de ces extrémités abdominales, qui, par une demi-torsion, ont éprouvé une direction opposée à la normale. M. Cruveilhier admet trois degrés dans cette monstruosité: 1.° réunion superficielle à l'aide de la peau des deux extrémités inférieures; 2.° fusion sans disparition des différentes parties; 3.° fusion complète avec impossibilité de reconnaître et de distinguer les éléments normaux dont se compose l'extrémité inférieure. Ce savant téralogiste attribue à une pression que l'embryon aurait éprouvé dans la région du bassin, dans les tous premiers temps de la gestation, les différentes nuances avec lesquelles se présente la sirénie. La division de G. Saint-Hilaire des *Symèles* porte : 1.° sur l'absence du pied; 2.° sur un pied unique, et 3.° sur les deux pieds réunis en un seul; et d'après les observations de M. Vrolik il y a chez ces monstres : atrésie de l'anus, absence d'organes génitaux internes et externes; une seule artère ombilicale.

Dans toutes ces divisions portant sur la conformation générale, il est des modifications individuelles qui établissent des transitions d'une espèce à l'autre.

Ce qui caractérise surtout la monstruosité qui fait le sujet de notre observation et que M. G. Saint-Hilaire range parmi les exemples rares, c'est que les extrémités inférieures, après avoir fait le mouvement de rotation autour de leur axe, sont venues se souder entre elles sur la ligne médiane; il y a donc eu évidemment et cela dans les tous premiers temps du développement de l'embryon, changement notable de rapport entre le bassin et les fémurs, déformation de la tête de l'os de la cuisse, luxation de l'articulation iléo-fémorale, et torsion du membre en dedans.

«Le bassin,» dit l'auteur des *Anomalies,* «est toujours, chez les *Symèles*, plus ou moins imparfait et déformé; il est constamment très-étroit et allongé, les pubis étant imcomplets et dirigés de haut en bas et quelquefois se touchant en arrière près de leurs articulations avec les iléons en même temps qu'à leur symphyse, ce qui donne à l'ouverture supérieure du bassin la forme d'un huit de chiffre. Ces difformités du pelvis tendent toutes *à ramener vers la ligne médiane les deux cavités cotyloïdes,*" en même temps qu'elles entraînent, ainsi que nous l'avons vu, "des modifications plus ou moins importantes dans la structure et les rapports des organes normalement placés dans cette région."

La planche 1.re représente la conformation générale et extérieure du fœtus monopode ; la planche II fait connaître : 1.⁰ le bassin et les extrémités inférieures vus sous divers aspects ; 2.⁰ l'intestin rectum uni à la matrice et celle-ci avec ses dépendances.

NB. Le dessin représentant une luxation congénitale du fémur gauche chez un enfant de 9 ans, joint aux détails anatomiques du fœtus siréniforme, appartient à l'histoire des luxations congénitales du fémur qui paraîtra plus tard.

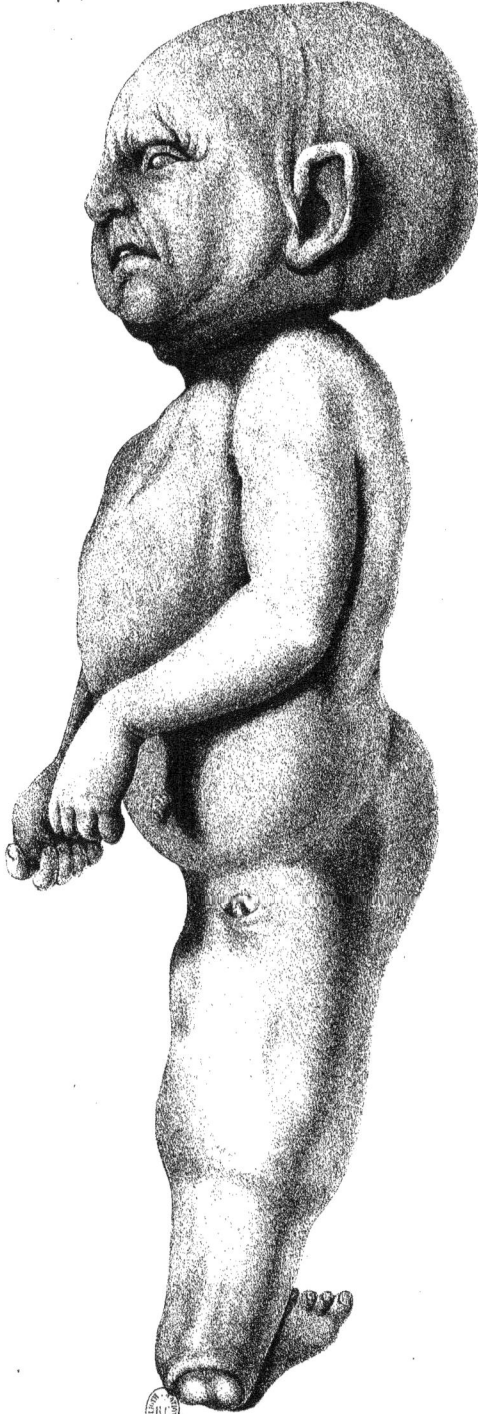

Lith. d'E. Simon à Strasbg.

La pièce est déposée au Musée d'Anatomie
sous le N.º 2865.ᵉ

## MOITIÉ INFÉRIEURE DU SQUELETTE

vue devant.                    vue derrière.

Coté droit du Bassin
et fémur correspondant.

Coté gauche du Bassin
et fémur correspondant.

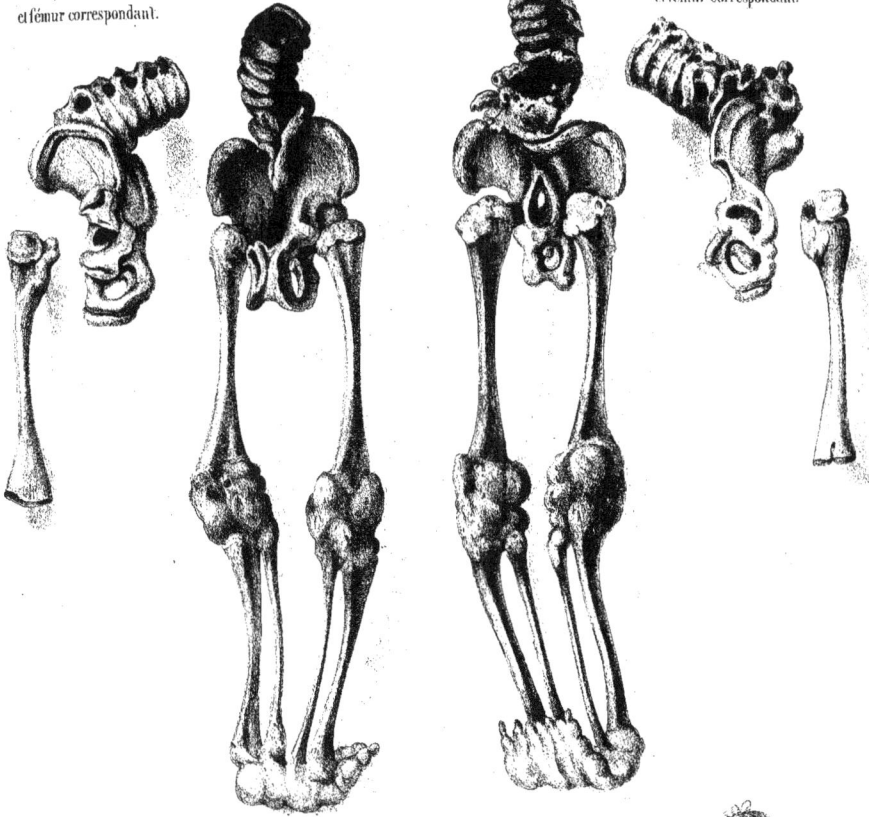

Luxation congénitale du fémur gauche chez un enfant de 9 ans.

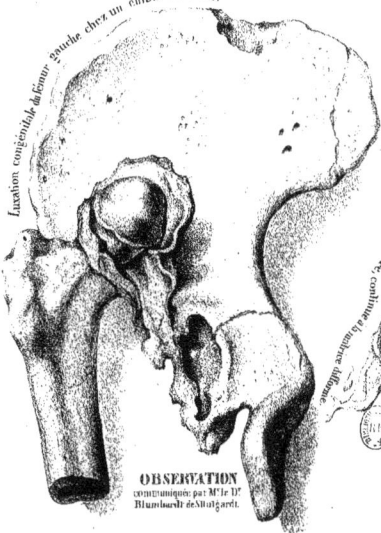

INTESTIN RECTUM
et matrice
du foetus Sirène.

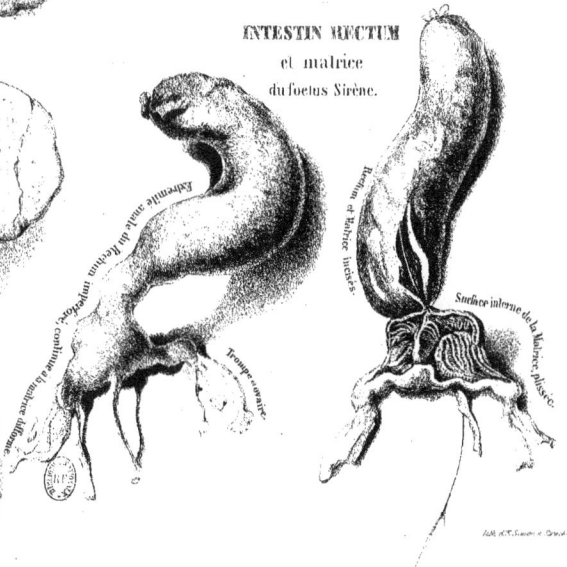

Extrémité amincie du Rectum introduite
conduisant à matrice diffforme

Trompe ovarienne.

Rectum et Matrice incisés.

Surface interne de la Matrice plissée.

OBSERVATION
communiquée par M. le D.
Blumhardt de Mutzgardt.

Lith. de T. Simon à Dreslé.

Les pièces provenant du foetus Sirène sont déposées au
Musée d'Anatomie sous les N.ºˢ 2865ᵇⁱˢ et 2865.

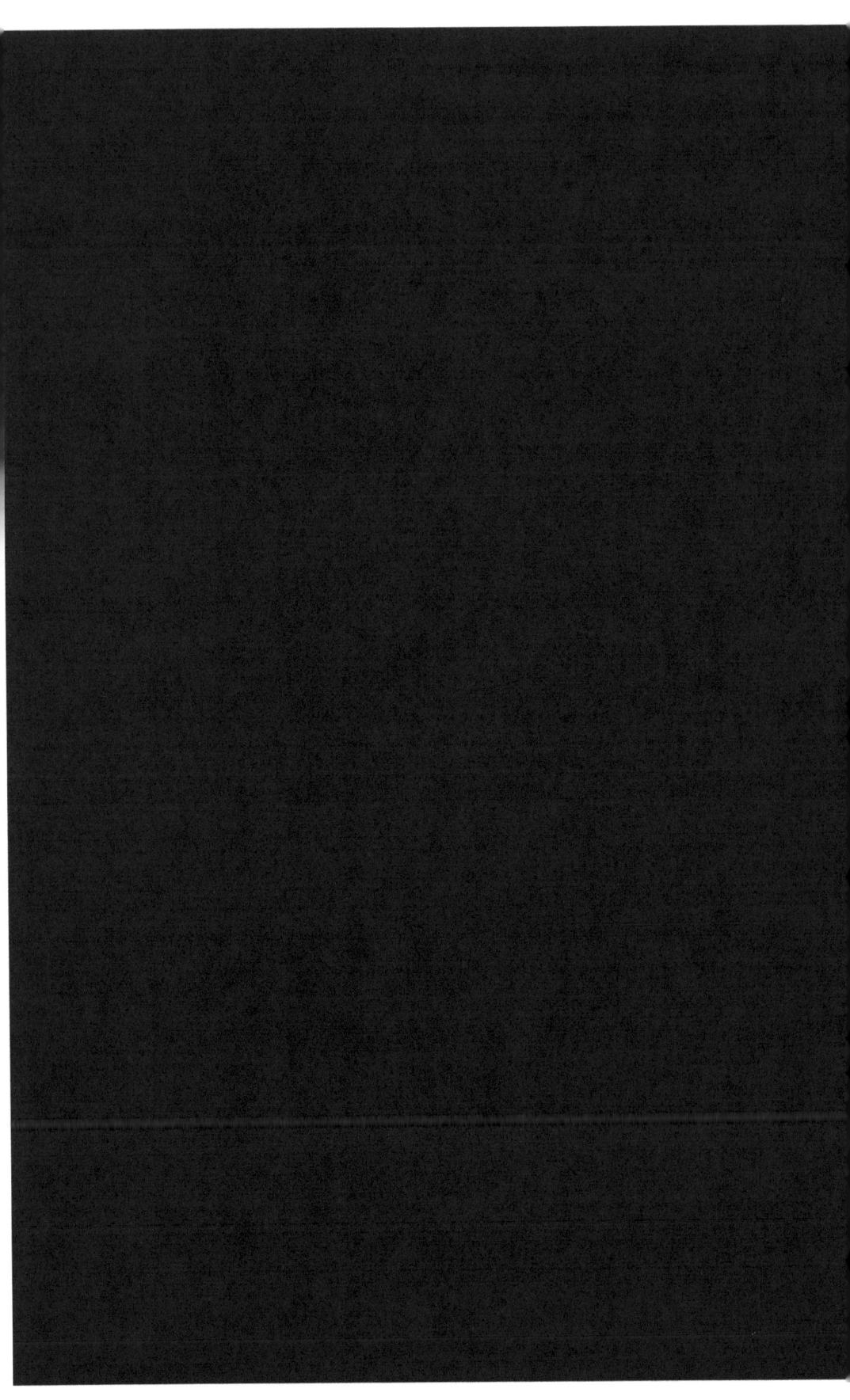

www.ingramcontent.com/pod-product-compliance
Lightning Source LLC
Chambersburg PA
CBHW060523200326
41520CB00017B/5115